JN330462

新型インフル

パンデミックを防ぐために

外岡 立人

岩波ブックレット No. 877

はじめに——いま、何が起こっているか

パンデミックとは、新しく発生した、またはかつて発生していた感染症の流行の規模が大きくなり、複数の国や地域に、さらには世界中に拡大して大流行する状態を意味する。

原因は病原体に対する免疫が人になかったり、または低下したりしているためにウイルスが容易に人の間で拡大しやすいことがあげられる。かつては天然痘やペストが有名であったが、現在は、鳥インフル(インフルエンザ)や他の新規に現れたSARS(重症急性呼吸器症候群)や新型コロナウイルス等のウイルスによる感染症が候補となっている。

WHO(世界保健機関)は鳥インフルウイルスまたは動物の間で感染しているウイルスが、人の間でパンデミックを起こすまでの進展度を、これまで明確に区分していた(次頁表参照)。しかし二〇一三年六月に専門委員会は、表内に示すように新しいフェーズ分類の改定案を示した。この新しい改定案では、パンデミックからその間欠期までを一連の連続体として、各フェーズをシームレスに捉えている。いつでも起こり得るパンデミックに対して、各国が常に自国の特性に応じて対策を整えることが基本とされている。しかし本稿では、パンデミック危険度についてはこれまでの分類にしたがって説明する。

時々人に感染するが、基本的には人にいまだウイルスが適合していない状態はフェーズ3と位置づけされ、そこから容易に人の間で感染するようにウイルスが変異しだすと、フェーズ4からフェーズ6へと進展する。フェーズ6はパンデミックである。

WHO パンデミック・インフルエンザ流行段階区分

〈2009 年版〉

フェーズ 1：動物の中(主として鳥)で感染しているウイルスが，人において感染を引き起こしたとの報告がない状態.
フェーズ 2：動物の間で感染しているインフルエンザウイルスが，まれに人に感染を引き起こしたことが知られていて，将来的にパンデミックを引き起こす危険性があると考えられる状態.
フェーズ 3：動物に感染しているインフルエンザウイルスが，時に人に散発的に感染したり，複数以上の小集団感染を起こすが，市中での流行を引き起こすだけの人への感染性を有していない状況.
フェーズ 4：インフルエンザウイルスが，市中での流行を引き起こすだけの人への感染性を有した状況．発生した地域から国を超えてウイルスが拡大する危険性を有している状況．当該国は WHO に迅速に報告して，WHO の協力の下にパンデミック防止対策を講じる必要がある.
フェーズ 5：1 カ所の WHO 地域で，2 カ国以上でウイルスの人—人感染拡大が認められた状況．パンデミックが目前に迫っていることを意味し，迅速な対策が求められる状況.
フェーズ 6：フェーズ 5 に引き続き，さらに他の WHO 地域で，人—人感染が認められている状況．ウイルスが，世界中に拡大していることが示唆されている.

〈2013 年 6 月改定案〉

間欠期　＞警戒期　＞パンデミック期　＞移行期　＞間欠期

間欠期：各国によるパンデミック対策の準備期間
警戒期：各国は自国の特性，環境などに基づいて対策を整える．現在，H7N9 および H5N1 鳥インフルエンザ，MERS が該当する.
パンデミック期：対策実施期
移行期：回復期

パンデミックは新規インフルウイルスの世界的拡大で起きるが，その評価はウイルス学的，疫学的および臨床的データに基づいて決定される．また間欠期からパンデミックへの移行は時間的に非常に早い場合，または緩徐な場合など多様性がある.

近年、パンデミックの候補とされてきたのは、新しく誕生したインフルウイルスによるものであるが、日本では新型インフルと呼ばれる（なお、本書ではインフルと略しているが、全てインフルエンザの意である）。

この新型インフルを起こすインフルウイルスは理論的には多数ある。一〇年以上も前から懸念され続けてきたＨ５Ｎ１鳥インフルウイルスはその代表である。現在その致死率は五〇％を超えるが、今のところ人から人へ感染（人－人感染）する変異は起きていないので人での発生数は少ない。一方、実際に二〇〇九年に、豚インフルに由来する史上でもっとも軽症な新型インフルが発生し、世界的にパンデミックを起こした。

それは予想外に軽症であったため、国内における新型インフルという感染症に対する解釈に乱れが生じてしまったが、海外においても同じ現象を起こした。すなわち、長らくＨ５Ｎ１鳥インフルのパンデミックを警戒し続けてきたＷＨＯや報道機関などが、結果的に軽症だった豚インフルに振り回され、「パンデミック疲労」ともいうべき、新型インフルに対する関心の低下が招来されたのだ。

こうして新型インフルに対する警戒心が世界的に低下した状態に、多くの公衆衛生学専門家は危機感を募らせていた。そうした最中、Ｈ７Ｎ９という専門家の間でも聞きなれない鳥インフルウイルスが人の間で感染しだしたことが、中国政府から二〇一三年三月末に発表された。中国政府は一か月もしないうちに一〇〇人以上の感染者を確認するとともに、二〇％を超える致死率で死者も多数発生していることを報告した。ＷＨＯも迅速に調査を開始し、四月末にはＨ７Ｎ９鳥インフルが人―人感染は起こしていないと確認したことを発表したが、同時にこのウイルスの由来元や性状に関して多くの未確定の問題があることを認めた。

その後、ウイルスが市場の家禽（かきん）由来であることや、ウイルスが他の四種類以上の鳥インフルウイルス遺伝子が組み合わさって誕生したものであることが、中国や世界の研究者により明らかにされた。そして生きた家禽市場の家禽の処分と市場の閉鎖により、四月中旬以降、人の感染者は急速に減少に転じた。しかし、そのウイルスがどこで誕生したのか、人に対する真の感染力および病原性に関して不明な点も多く、今後、ウイルスが容易に人に感染するようになって世界的パンデミックに移行する可能性もあり、WHOをはじめとして世界の専門家により警戒されている。

一方、インフルエンザではないが類似のウイルス感染症として、新型コロナが二〇一二年九月から中東を中心に発生しだした。このウイルスは、〇三年に流行した重症急性呼吸器感染症（SARS）ウイルスと近縁であり、臨床症状も重症肺炎を引き起こすという点では似ているが、さらに急性腎不全も併発し、致死率は一三年五月の時点で六〇％前後と重症である。ヨルダン、サウジアラビア、そしてフランスで院内感染を起こし、ウイルスが人―人感染を起こすことが確認されている。今後、SARSを超える感染症としてパンデミックとなることが懸念されている。

1　新型インフルとはなにか

以前からパンデミックを起こす感染症として新型インフルは代表的存在であった。これまで人の間で発生したことがない、新しいインフルエンザを新型インフルと呼ぶが、そのほとんどは鳥インフルウイルスが変異したものである。

新型インフルは二〇世紀には三種類、今世紀に入って一種類発生している。さらに今後、別な新型インフルが発生する可能性も高い。人に感染する可能性を秘めているインフルウイルスは、鳥類と豚に数多く見られるから、人類は絶えず新型インフルを懸念し続けることになる。

新型インフルへの移行間近と言われ続けてきたH５N１鳥インフルが、二〇〇五年一一月から〇六年一月にかけて、一時期マスコミの話題になった。二〇〇五年一一月に厚生労働省が「新型インフル対策行動計画」を発表したのが契機となったようだ。その後、海外におけるH５N１鳥インフル状況は悪化の一途をたどった。しかし、日本のマスコミではこの件に関する報道はすぐに激減した。熱しやすく冷めやすい国民性が反映されているのかもしれない。

H５N１鳥インフルの人の世界における大流行、すなわち新型インフルのパンデミックは、WHOを中心として、多くの専門家たちにより、間違いなく起きると警告されてきた。二〇〇六年五月末に、米国保健福祉省長官（当時）のマイク・レービット氏は次のように語っている。

「パンデミック対策を、かつての〝西暦二〇〇〇年問題〟対策（結果的に何事も起きなかった西暦二〇〇〇年開始時のコンピューター対策）や、「狼が来た」という少年の叫び声と同じように捉えている人たちがいる。私もぜひそうであってほしいと願う。でも歴史の事実に従うならば、パンデミックは間違いなく起きる」

Ｈ５Ｎ１鳥インフルが人の間で感染しだし、新型インフルとしてパンデミックとなる状況はイメージしづらい。世界で数千万人が死亡し、日本でも六〇万人から二一〇万人が死亡する（厚生労働省筋の推計、およびオーストラリアのロイ研究所の推計）可能性があると説明しても、なお多くの人々はイメージできないかもしれない。

火葬場で遺体を処理しきれなくなり、順番を持つ間に腐臭が辺り一面に立ちこめると言っても、呼吸困難になって病院へ収容されても治療方法はなく、死ぬまでの間、古いレスピレーター（人工呼吸器）につながれ続けるだけと言っても、やはりイメージすることは無理かもしれない。

大正期に流行した新型インフルであるスペインインフル（スペイン風邪）の例を持ち出しても、多くの人は眉をしかめて、軽くうなずき、内心、医学の進んだ現代ならそれほど酷くはないはずだと思う人が多い。

二〇〇九年、久しぶりにパンデミックが発生した。しかし、そのウイルスはＷＨＯも想定していなかった豚インフルウイルスの変異したものだった。幸い病原性は低かったが、その病原性はいつ変わるか分からない。スペイン風邪でも最初に発生したときは軽症だった。その同じウイルスが数か月後の冬に再来した時は病原性が強まり、多くの犠牲者を出した。

○九年に発生した新型インフルは二年後には季節性インフルと同レベルのインフルとして分類された。病原性は、もう一つの季節性インフルである香港型インフルよりも低い。

新型インフルは、ウイルスが未知なだけにその推移が予知しづらい。しかし我々はスペイン風邪をはじめとして、多くのインフルについて学んできた。そして、その対策についても多くの進歩が見られる。

万が一、今後、新たな新型インフルが出現してきても、現代の我々には対抗できる予防のための多くの手段がある。それらを適切に準備しておくことで、壊滅的な被害を回避しなければならない。

2　インフルの基礎知識

全ては事実を知ることから始まる。特に危機管理対策では状況、事実、その背景に存在する問題点の把握が最も重要で、それは対策のうちの大部分を占めているのかも知れないと思っている。最初に、一般的感冒と従来型インフル、そして鳥インフルおよび新型インフルの関係について、簡単な説明をしたい。

感冒

いわゆる風邪または感冒とは、通常、急性上気道炎のことを意味し、鼻、咽頭、上気道の粘膜に侵入して炎症を起こす一連の感冒ウイルスによって引き起こされる感染症を意味する。炎症を起こす部位によって、鼻水、咽頭痛、軽度の咳が出現するほか、発熱も短期間見られることもある。身体の免疫などの防衛機能で、ウイルスは数日間で排除され、症状は自然に消失するのが基本的な病態である。風邪で重体になることは通常はあり得ないが、重病がその初期に風邪と勘違いされることは多い。「風邪は万病の元」とは、万病の初期は風邪と類似した症状であることを意味している。

季節性インフル

今でも時として使われる「流行性感冒」という言葉、それが昔からのインフルの日本語訳となっている。その短縮形の「流感」が新聞紙上で使われることも時にはある。さらに鳥インフルに対し「鳥流感」という造語にも近い言葉も見られる。

要するにインフルの本質は感冒なのだという考え方・感じ方が、日本ではいまだ主流のようだ。感冒の重症型がインフルだと考える人も多いようだが、インフルは感冒とはまったく違う。

インフルとは、正確な表現をすると、インフルウイルスによって引き起こされる全身的感染症である。症状は全身症状が特徴であって、発熱、呼吸器症状、全身倦怠、四肢の関節痛、消化器症状、神経症状など多彩である。感冒とインフルの病原体、すなわちウイルスはまったく別のものので、その病原性は比較にならない。インフルでは重篤化して死亡する例も決して少なくはない。

インフルによる死者は、世界ではＷＨＯの報告によると三〇万〜五〇万人とされる。しかし最近の世界銀行の報告では、一五〇万人の死者が途上国を中心に出ているとも言われる。

日本国内でも直接および間接にインフルによって数千人から時には二万人近い死者が出ているとされるが、多くは高齢者であり、死因は肺炎が多い。

インフルの場合、通常流行するウイルス株は、これまで流行した株か、またはその軽度変異株である。これまで流行した株に対しては、我々は免疫を獲得していて、ある程度の抗体を保有している。感染した時期が、最近であればあるほど抗体の量は多い。

こうした株が流行した場合、発病する人の数は少なく、また発病しても症状は軽い。しかしある程度変異した株だと、我々のもっている抗体は効果をそれほど発揮しなくなるから、発病者の数は多くなり、症状も重くなるのが一般的である。

インフルの型

インフルウイルスにはA型とB型、さらにC型があるが（**次頁表参照**）、人で多くの感染者を出して猛威を振るうのはA型である。A型インフルウイルスは、ウイルス表面に二つの糖タンパク質（ヘマグルチニン［H1〜H16の一六種類］とノイラミダーゼ［N1〜N9の九種類］）の違いによって、理論的には一四四種類の亜型に分類される。A型インフルウイルスは、元来水鳥が感染している鳥インフルウイルスである。それらは通常、鳥に対する病原性は低いが、変異を重ねることで、人を含む哺乳動物に感染するようになり、多くの種に感染特異性のあるウイルスに変化してゆく。クジラや馬にもインフルウイルスは存在するが、人には感染しない。

鳥インフル

鳥インフルウイルスは、カモなどの水棲野鳥に感染を繰り返しているウイルスであるが、通常は野鳥には病原性は示さない。ところが変異によって家禽に病原性を示し、死亡させる株が出てくる。このようなウイルス株は「高病原性鳥インフルウイルス」と呼ばれる。このウイルスが時として人にも感染し、高い致死率で死亡させる場合がある。現在のH5N1鳥インフルがそうである。他にH7N7鳥インフルウイルスも高病原性で、二〇〇三年にヨーロッパで家禽の鶏の間

人インフルエンザの分類

A 型インフル

カモ等の多くの水鳥類が感染宿主として体内にウイルスを保有している．通常は鳥に対する病原性は低い．その株は理論上 144 種類に及ぶ．

以下に，人に感染するインフルウイルスを示す．カッコ内は出現した時期．

季節性インフル（毎年必ず流行するインフル）

H3N2 香港型（1968 年）

H1N1 型（2009 年）

過去に流行して現在は見られない株

H2N2 アジア型（1957 年）

H1N1 ソ連型（1977 年）：2009 年の豚インフルに由来する H1N1 型が流行して以来消失

時々人に感染しているが，人のインフルとはなっていない鳥インフル

H5N1 鳥インフル（1997 年）

H7N9 鳥インフル（2013 年）

B 型インフル

人しか感染しない．

通常春先に小流行するが，A 型ほど症状は重くならない．

大きく分けて，山形系統株とビクトリア系統株があり，その下に多くの亜型が存在している．

C 型インフル

臨床的に問題となる流行を起こすことはない．

で流行し、人に感染して死者も出ている。

高病原性ではないが、人へ感染した実績のある鳥インフルウイルスとして、Ｈ７Ｎ３、Ｈ７Ｎ２、Ｈ９Ｎ２ウイルスがあげられる。これらの低病原性鳥インフルウイルスが変異して、人に対して容易に感染する人のインフルウイルスになる可能性は低いが、全くないわけではない。

それを裏づけるように、二〇一三年二月に中国でＨ７Ｎ９型鳥インフルが人の間で感染したが、このウイルスは鳥類には病原性が低く（弱毒株といわれる）、感染してもほと

んど気づかれることはない。しかし遺伝子分析で変異が確認され、人への感染力が増していることが報告されている。

豚インフル

鳥の保有するインフルウイルスが人も含めて多くの哺乳動物に感染するようになり、殊に特異的インフルウイルスへと変化している。その中でも豚は鳥インフルウイルスと人インフルウイルスに感染しやすく、豚インフルウイルスは、両インフルウイルスに遺伝学的に近縁である。豚の呼吸器の細胞には鳥インフルウイルスと人インフルウイルスに対するリセプター（ウイルスが付着するための受容器）が存在し、豚はインフルウイルスの培養器とも表現されている。そうした状況下で懸念されることは、二種類以上のインフルウイルスが同時感染して、遺伝子組み換えを起こして新型インフルウイルスが誕生する、遺伝子再集合と呼ばれる現象である。

実際このような経路で新型インフルウイルスが誕生した例がある。一九五七年のアジアインフルウイルス（H２N２）、六八年の香港インフルウイルス（H３N２）が、人と鳥のインフルウイルスが豚の体内で遺伝子組み換えを起こして誕生したと考えられている。

二〇〇九年四月に発生した新型豚インフルウイルスは、四種類のインフルウイルスの遺伝子から成り立っていることが知られている。北米の豚インフルウイルス、鳥インフルウイルス、人インフルウイルス、およびユーラシア大陸の豚インフルウイルスの四種類である。

新型インフル

新型インフルという用語は日本だけのもので、国際的にはそのような言葉は存在しない。日本では感染症法(感染症の予防及び感染症の患者に対する医療に関する法律、二〇〇八年五月二日改正)の中で、以下のように定義づけされている(第六条第七項)。

新たに人から人に伝染する能力を有することとなったウイルスを病原体とするインフルであって、一般に国民が当該感染症に対する免疫を獲得していないことから、当該感染症の全国的かつ急速なまん延により国民の生命及び健康に重大な影響を与えるおそれがあると認められるもの。

欧米では主としてパンデミックインフルと呼ぶ場合が多いが、米国ではたまにスーパーインフル(スーパーフルー)という言葉も使われる。いずれの言葉も、まったく新規に出現する人のインフルを意味する。

人のインフルウイルスは絶えず小さな変異を繰り返しているが、時には大きな変異も起こす。しかしそうした従来の人のインフルウイルスの変異によって出現するウイルスは、新型ウイルスとは呼ばない。

新型インフルウイルスとは、あくまでも、鳥や豚のインフルウイルスからの変異によって新規に出現する人のインフルウイルスを意味する。また、大きな変異が起きなくても、些細(ささい)な変化で鳥インフルウイルスが人に感染する性格を獲得する場合もある。後述するスペインインフルウイルスの場合、遺伝子構造は完全に鳥インフルと同じと言われていて、些細な変化で人への大流行を起こす株となったとされる。

鳥や豚のインフルウイルスが変異を重ね、人の間で感染を広げるウイルスに変化、すなわち人に適合しだすと、新型インフルの流行となる。

他動物のインフルウイルスが「人に適合する」という意味は、ウイルスの表面に持つ感染相手の気道の細胞と付着するための、糖タンパク質からできた突起であるヘマグルチニン（ＨＡ）の構造が変化して、人の気管支や肺の細胞と付着しやすくなり、細胞の中に入り増殖するようになることである。人の細胞表面にその突起が付着できない状態では、ウイルスには人への感染性はない。

Ｈ５Ｎ１鳥インフルウイルスの場合、現在は人の肺の奥の細胞にしか付着できる能力がないとされている。そのため感染源に密に接触して、大量のウイルスを肺の奥まで吸引した人に感染が起きていると考えられる。もし鼻粘膜や咽頭の細胞に付着して感染する能力をウイルスが獲得したなら、Ｈ５Ｎ１ウイルスは人にとって非常に恐ろしいウイルスに変貌する。空気中に漂う、患者や家禽から飛散されるウイルスを軽く吸い込むだけで発病する可能性もある（空気感染）。

感染しやすくなっても致死率が高いうちは、発病者がすぐに死亡してしまうことで、ウイルスの運び屋がいなくなり、ウイルスの感染は広がらない。パンデミックになるにはウイルスの運び屋が多数出現することが必要である。すなわち致死率が比較的に下がり、軽症者や無症状者が感染者の中で大半を占める状況である。ウイルスがパンデミックを引き起こすための致死率は、スペイン風邪の場合は二％程度であったし、ＳＡＲＳの場合は一〇％弱であった。

一般的に人に適合しだすとウイルスの病原性は弱まり、致死率が低下する。適合しだしたウイルスの中で病原性や致死率が低いウイルスが、人の間で広がり出すからである。

現在のH5N1鳥インフルの場合、平均致死率は五〇%前後であるが、ウイルスが人に適合して病原性が弱まり、致死率が一〇分の一程度に低下したとしても、五%である。二%の致死力を持つインフルの怖さは、大正年間に発生した、これまでの新型インフルの中で最も病原性の高かったスペイン風邪の記録を見ることで理解できる。その倍以上の脅威なのだ。

新型コロナウイルス感染症(nCoV)

二〇一二年九月に同定されたウイルスであるが、SARSを引き起こすウイルスと同系統のウイルスで、人や哺乳動物の感冒ウイルスに属し、インフルウイルスとは異なる。しかし人に対する感染様式の特性は新型インフルウイルスに準ずるもので、警戒が必要である。中東から発生したことから中東呼吸器症候群(Middle East Respiratory Syndrome; MERS、マーズ)と呼ばれている。

インフルの感染様式

通常、インフルは飛沫感染と接触感染で、人から人へ感染する。

インフルウイルスは気管支や肺に感染して増殖し、感染者が咳やクシャミをする際に、粘液や脱落粘膜などと一緒に周辺一・五メートルの範囲内に飛散する。これが近くにいる人々の気道内に吸い込まれると、感染が起きる。これを飛沫感染と言う。このときの飛沫物は、直径五ミクロン以上、到達距離は一・五メートル前後と言われる。さらに咳やクシャミの際に生じるジェット気流で、飛沫物から周辺の水分が消えて小さな粒子である飛沫核が形成される。飛沫核は軽いため、しばらくの間空気中を漂っている。その飛沫核が周辺の人の気道内に吸い込まれると、やはりウイルスの感染が起きる。これは空気感染(飛沫核感染)と呼ばれる。この飛沫核の大きさは直径五ミクロン以下であり、数メートル以上浮遊する。しかし、この飛沫核感染により感染が起きる頻度については明確になってはいない。

欧米で重要視されている感染様式は、飛沫物が周辺の物体の表面に付着して、それを触ることで手に付着したウイルスが気道内に吸い込まれて感染したり、さらにウイルスの付着した手を介して周辺の物体にウイルスが広がってゆくことで感染したりする、接触感染である。

ウイルスに人への病原性がない／弱い場合は、気道内に大量のウイルスを吸い込んでも発病しないか、しても重症にはならない。

しかし、H5N1鳥インフルウイルスやSARSウイルスのように病原性が非常に高い場合は、少数のウイルスでも発病する可能性が高い。感染力の強いウイルスの場合、少数の飛沫核からでも感染するので、空気感染としての性格が顕著となることもある。

3　鳥インフルとコロナ

Ｈ７Ｎ９鳥インフルの脅威

二〇一三年三月三一日、中国政府は突然、新規鳥インフルで感染者と死者が出たことを発表した。それは国営新華社通信を経て世界に広まり、専門家の間ではパンデミックの再来を予見させる事態となった。

上海の保健当局の発表は、それまで人に感染したことのない鳥インフルＨ７Ｎ９型によって、上海で二人が死亡したということだった。二月下旬に八七歳と二七歳の男性が発病し、三月上旬に両者は死亡した。ウイルスはＨ７Ｎ９型鳥インフルであることが、中国ＣＤＣ（疾病管理センター）から二週間後に発表されたとされる。また、安徽省（あんきしょう）では、女性が三月上旬に発病して危篤状態と発表された。

三人は発熱と咳で発病し、その後重症肺炎に発展した。三人がどのようにして感染したか不明とされるが、周辺の濃厚接触者八八人からは発病者は出ていないとされた。安徽省は上海の西側に位置している。続いて、江蘇省でも三月中旬以後四人が発病、重篤化し、四月上旬段階で回復の兆しがないと同省保健局から発表された。いずれも報道は新華社通信を介してのものである。

以後、上海、浙江省、江蘇省、安徽省で、感染者と死亡者が次々と報告された。三月中は、上海を中心とした中国東部地区に限られていた感染者が四月一三日には北京で、一四日には河南省で確認され、さらに四月下旬に入ると江西省、福建省と中国南部でも感染者が見つかった。中国本土外では、四月二四日に、蘇州省に来ていた台湾人男性が帰国後に発病している。

これまでの事実からは、H7N9ウイルスは、鳥からは人に容易に感染するが、感染した人から周辺の人には感染しにくい、すなわち人―人感染はしないと考えられている。

ウイルスの発生源の特定は、中国農業省が精力的に行ったが、感染者の出た地域の生きた家禽市場での鶏以外、農場や家禽処分場、さらには野鳥生育地での野鳥からはウイルスは見つかっていない(六月一日現在)。当初心配された豚からも検出されていない(豚の体内でウイルスが変異したと推定されていた)。

H7N9鳥インフルは、その後中国内に拡大する気配を見せたが、四月五、六日に上海や江蘇省の生きた家禽市場を閉鎖し、一〇万羽以上に上る家禽の殺処分を行ったその一週前後あたりから、明らかに人の感染者発生数が減少しだした。

そうしたことから中国政府は、人のウイルス感染が生きた家禽市場で起きたことに確信をいだき、さらに感染者の発生している地域の生きた家禽市場の閉鎖と家禽の処分を指示した。その結果、さらに感染者の発生数は激減し、五月に入ってからは感染者の発生はほとんど報告されなくなった。

H７N９鳥インフルについての知見

- H７N９鳥インフルウイルスは元来、鳥に対しては弱毒性で、家禽に感染しても強い病原性はもっておらず、ほとんどの場合無症状とされる。また人への感染例は過去になかった。
- 中国内でH７N９鳥インフルが家禽の間で流行していたという報告はこれまでない。しかし弱毒性のため無症状であった可能性がある。中国農業省の発表では上海を中心としたH７N９ウイルス感染が見つかった地域で、家禽農家、野鳥、豚などで調査を行ったが、ウイルスは検出されなかったという。唯一見つかったのは家禽市場内の鶏と鳩からである。
- 患者周辺からの発病者は、三家族で確認されているが、それ以外の感染者周辺での発病者はいない。いずれの場合も、患者から感染したのか、それとも同一感染源から感染したのかは区別できないとされる。すなわちウイルスが人―人感染したのかは明確な判断は下されていない。
- 中国東部地域という一定地域に限定的に、突然、弱毒性鳥インフルに感染して死亡する人が相次いだ事実は、ウイルス感染源について色々な憶測を呼んだ。

豚の体内でH７N９ウイルスが変異して人に感染しやすくなっていたとの仮説が当初何人かの専門家から提唱された。

しかし分離されたH７N９ウイルスの遺伝子分析では、中国の研究チームにより四種類以上の鳥インフルウイルスの遺伝子が組み合わさっていることが確認された。それらウイルス遺伝子は、野生のカモや飼育されている鶏やアヒルに感染しているウイルスに由来しているとされる。

・国立感染症研究所インフル研究センターの田代真人所長、東京大学とウイスコンシン大学で研究する河岡康裕教授、さらにオランダのロン・フーシュ教授らの見解によれば、ウイルス遺伝子を分析した結果、人に非常に感染しやすくなっており、もし感染すると人は全く免疫がないため重症化する可能性が高いとのことで、四月中旬に警告した。

・人に感染しやすくなっている理由として、ウイルスが人の上気道に付着するためのリセプターを持っていることがあげられているが、さらに下部気道にもリセプターがあるため重症肺炎を起こしやすく、それが重症化率が高い理由の一つとされている。Ｈ５Ｎ１鳥インフルの場合は、下部気道にリセプターがあるが、上気道にはないため容易に感染しないとされている。

・軽症者も含め多数の感染者が潜在的に存在している可能性があるとする意見も多い。これまでの報告例の多くは中高年者であり、その多くが重体ないし死亡していることから、若年者では軽症ないし中等症のため医療機関を受診していないとする考え方が多くの専門家にはある。報告例は氷山の一角とする見方である。

そうした仮説を確認するためには、大規模な疫学調査や血清学的診断(血中抗体価の測定)で、軽症者や無症状の存在とその数の把握が必要とされている。しかし中国当局の行った、三〜四月に国内で発病したインフル様症状を呈した二万人の患者の検査では、わずか六人しかウイルスに感染していなかったとされ、軽症患者は予想外に少ないと中国当局では判断されている。

・変異ウイルスが誕生した場所として上海の生きた家禽市場内の鶏などの家禽とする研究結果が、中国の研究者によって発表されている。そして上海の人へのウイルス感染はそこで起きたとする説が有力である。さらにそこから家禽業者により各地の農家にウイルス感染した鶏やケージ、さらにはウイルスで汚染された車両が移動し、ウイルスの拡大がそのルート沿いで起きたとされる。そしてウイルス感染した家禽が地方の市場に運ばれ、そこでさらに人へと感染が広がったとするシナリオが現在最も有力となっている。

- ウイルスが人―人感染をしていないのかが問題であるが、四月下旬の調査では明確な証拠はないとWHOと中国当局では発表している。患者周辺の接触者や医療スタッフから感染者が見つかっていないこと、また台湾に帰国後に発病した男性の周辺からも発病者は出ていないことなどから、H7N9ウイルスが人から人へ感染する可能性は極めて低いことは五月上旬の時点では明らかかと考えられた。
- もしウイルスが人―人感染をしているとしたなら、パンデミックに移行する可能性が高いことは、当初から多くの専門家が警告していた。そのため米国では四月第二週に入って危機管理体制を二番目に高い水準に引き上げている。福島原発事故の際のレベルである。
- 香港大学のパイリス博士は、このH7N9ウイルスは変異していても鶏や鳥類には弱毒性であるから、無症状家禽を介して容易に拡大してゆく可能性があることを当初から懸念している。同様の懸念は欧米の専門家からも出ている。しかし五月上旬段階ではウイルスが家禽を介して中国外に広がっているとする証拠は得られていない。
- 今後、中国内外でさらに感染者が報告され、集団発生が確認されると、それはパンデミックの予兆と言え、世界はパンデミックに備える必要がある。

- 米国は四月上旬に、すでに発表されていた遺伝子情報から、ワクチン作製の準備に入ったと伝えられているが、六月段階では製造に着手したという情報はない。
- 日本も四月中旬にワクチン作製の準備段階に入ったが、その後は特に進展していない。
- 香港では四月上旬以降、国境での検疫が強化され、市内の病院でもインフル様症状の患者が発生すると、H7N9ウイルスの検査が行われている。また中国本土から輸入される家禽の検疫は強化され、運ばれてくるロットごとに家禽の三％に対してウイルス検査を行っている。
- 日本政府は五月六日、H7N9鳥インフルを感染症法に基づく「指定感染症」とする政令を施行した。ウイルスの国内侵入が懸念される中での緊急措置で、最長一年間、患者に対して入院や休業の強制が可能となる。空港や港で検査や診察をしやすくするため、検疫法の政令も改正し、同日施行した。

厚労省結核感染症課によると、大型連休の終了で海外からの帰国者が増えるのに備えて対応を急いだとされる。指定感染症となったことで、都道府県知事は患者や感染した疑いの強い人に入院を勧告でき、拒否すれば強制入院もあり得る。

今後の見通し

H7N9鳥インフルは、五月に入ってから人での感染報告は急速に減少して、五月一〇日には二一日間感染者が出ていないことから、上海政府が早々と警戒態勢を解いた。以後感染者の発生していた各省も警戒態勢を解きだした。WHOの判断基準では、潜伏期間の三倍の期間に感染者が発生しなければ、流行は終息したとされる。しかし今回のH７N９鳥インフルの人での感染発生をその基準に当てはめられるのか、筆者には疑問である。中国のH７N９鳥インフルが人の間でウイルスが感染して流行していたのではなく、家禽から人に感染していたのであるから、その感染家禽が完全に把握され、処分されるまではこの先も人の感染者が現れる可能性が高い。

現在、人に感染したウイルス源は家禽市場の鶏とされているが、その鶏がどこで感染したのかは全く不明である。真のウイルス発生源が分からないうちは、H７N９鳥インフルの拡大に対する根本的対策はなされない。

このH７N９ウイルスがパンデミックを起こす可能性は否定できない。ウイルス遺伝子分析を行った研究者たちは、ウイルスがさらに人に感染しやすくなっていることは明らかであると述べ、今後パンデミックへ移行してゆく危険性を危惧している。

本稿を書き上げた六月一七日の段階で、中国のH７N９感染者数は一三二人で死者数は三九人となっている。他に台湾で、中国の江蘇省で感染して帰国後発病した感染者が一人出ている。

H５N１鳥インフルとは

新型インフルに対する脅威は、一九九七年に香港でH５N１鳥インフルウイルスが一八人に感染し、六人を死亡させた事例が発端である。スペイン風邪の再現が危惧された。WHOをはじめ世界の保健医療関係者の間に衝撃が走ったはずである。

その後、H５N１鳥インフルウイルスは世界中の家禽や野鳥の間に広がり、同時に人への感染例も増えだしたが、その半数以上は死亡していた。致死率が高いことで、流行化には至っていない。

二〇〇六年にはＨ５Ｎ１ウイルスのパンデミックが発生するとの懸念が世界に広がった。しかし〇六年をピークにＨ５Ｎ１鳥インフルは家禽や人への感染数を減じはじめ、〇八年頃には、「二〇一一年にはウイルスを世界から駆除できる可能性」があるとＦＡＯ（国連食糧農業機関）などから語られはじめた。

しかしＨ５Ｎ１鳥インフルは、世界が豚インフルのパンデミック対策に終始している間に、〇九年から再び増加に転じはじめた。致死率はいまだ五〇％前後であるが、インドネシアでは八〇％を超えている。

数は少ないものの、カンボジアでは報告例の多くが小児で、ほとんどが死亡している。例年二～三人の報告例であったが、二〇一一年度八人、一三年度はすでに一〇人と激増している。大多数が、発見が遅いせいか死亡している。

また、エジプトでも小児を中心とした感染報告が近年多く、二〇一〇年以降は一〇～三〇人の報告があるが、小児での致死率は低く、大多数が回復しているか軽症となっている。

しかし、エジプトで、なぜ幼児が発病して、一緒に生活をしている成人が発病しないのかについては明確な理由はわかっていない。ウイルスが変異している可能性を指摘する米国の研究チームの報告があるが、一般論としてはいまだ謎に近い。

Ｈ５Ｎ１ウイルスは変異し続け、その変異による重大なパンデミック発生を警戒する必要は続いており、それは今後も対策の強化が重要で世界の公衆衛生学上重大な関心事となっている。

最近の米国研究チームによる疫学調査によると、H５N１ウイルスが家禽へ感染している地域では人口の一～二％の人々が、ウイルスに感染しているという驚異的統計研究結果も発表されている。ということは、真の死者数は数千人を超えている可能性もある。

ウイルスは現在、鳥から人への片道感染だけしか起こしていないが、徐々にウイルス遺伝子が変化しはじめ、人から人への感染が始まると、ウイルスは人を介して爆発的に世界中に拡大する。くりかえすが、これが最も懸念されるパンデミックインフルの始まりとなる。

また二〇一一年秋には人為的に遺伝子が改造された変異H５N１ウイルスも試験管内で作製されており、今後、自然界だけでなく実験室内からも危険なH５N１ウイルスが発生してくる可能性が高い。

H５N１鳥インフルウイルスは日本国内へも数回侵入し、多くの養鶏場に被害を与えている。二〇〇四年一月には山口県で日本初の事例が確認され、三万五千羽の鶏が殺処分されている。その後、京都府の養鶏場で当局への報告が遅れたことから大発生が起き、養鶏場内で一三万羽を超える鶏が死亡した。この際、養鶏場従業員四人、対策にあたった家畜保健衛生所職員一人の血液中からH５N１ウイルス感染を示す抗体が見つかっている。幸いに発症には至らなかったが、無防備な装備で感染鳥の対処にあたったら、容易に感染することが示唆された。

なお、日本ではH５N１鳥インフルの感染者は発生していないと考えられているが、前記の事実からロイター通信では日本ではこれまで五人の感染者が発生していると報じている。

ＳＡＲＳ類似の危険なウイルス——新型コロナウイルス（ＭＥＲＳ-ＣｏＶ）

二〇一二年九月二〇日に、新型コロナウイルスによる、重症肺炎と急性腎不全を併発したカタール人患者の発生が報告された。ウイルス分析で、同年六月にアブダビで発病した患者から見つかっていたウイルスと同じであることが確認された。その後、新型コロナウイルス感染者は、サウジアラビア、カタール、ヨルダン、アラブ首長国連邦、英国、ドイツ、フランス、チュニジア、イタリアで確認された。中東以外での発病者は、中東旅行後に発病が確認され、ウイルス感染は中東旅行中に起きたと考えられている。

先のＷＨＯ伝染性疾患対策責任者で、現英国健康保護庁長官であるデービッド・ハイマン氏は、「非常に重症な感染症だ。Ｈ５Ｎ１鳥インフルの危険度と同様のカテゴリーに入れるべきものだ」と語っている。

この新型コロナウイルスは、二〇〇三年に流行したＳＡＲＳウイルスと近縁であるが、遺伝子構造には違いがある。ＳＡＲＳウイルスは、コウモリを感染宿主としたコロナウイルスの一種が、その後変異してジャコウネコなどに感染するようになり、その後、人にも感染する変異型が誕生したもので、これが先のＳＡＲＳの流行となった。

ＳＡＲＳウイルスはコウモリに感染する能力を失い、歴然とした人を感染宿主とするウイルスであるが、今回分離された新型コロナウイルスは、コウモリを感染宿主としたコロナウイルスが、豚、そして霊長類に感染するようになり、さらに人にも感染するような変異を遂げたと推定されている。

しかし問題は、人に感染するようになった新型コロナウイルスが、いまだコウモリや他の哺乳類に感染する能力を保持していることである。これは二〇一二年にドイツとオランダの研究チームが培養細胞への感染実験で明らかにしたことである。元々の感染宿主への感染能力を保持したまま人を含む哺乳動物へ感染するという事実は、同ウイルスに対するリセプターを多くの哺乳動物（肺の細胞）が保有している可能性を示唆している。

ＳＡＲＳウイルスの場合、人の肺の奥のリセプターを介して感染するが、新型コロナウイルスの場合は、全く別のリセプターを介するとされる。

新型コロナウイルスはこれまで数か所で集団感染（クラスター感染）を起こしたことが確認されている。すなわち人－人感染を起こした事実がある。一か所はサウジアラビアの一家族内での集団発生である。五人が感染し、三人が死亡している。この例では人－人感染した可能性は高いが、ウイルス感染している他の哺乳動物から感染した可能性は完全には否定できない。しかし、もう一か所のヨルダンの病院内集団感染では、明らかに人－人感染が起きている。

この事例は二〇一二年四月に起きた。ある病院内のＩＣＵ（集中治療室）で一一人の重症呼吸器感染症が発生した。うち八人が医療担当者で、そのうち二人が死亡した。

当時、ヨルダンの保健当局では、カイロにある米海軍医学研究所（ＮＡＭＲＵ－３）に依頼してウイルス検査を行っているが、既知のコロナウイルスやＳＡＲＳウイルスとしては全て陰性を示した。

しかし同年一〇月に新型コロナウイルスが発見されたことから、ヨルダン政府は再度NAMRU―3に、保存検体の検査を依頼したところ、二検体(死亡例)で新型コロナウイルスが同定された。

ヨルダン保健省は、重症呼吸器感染症を起こした一一人の詳細と、死亡した二人以外のウイルス検査結果を公表していないため、いまだ集団感染の詳細には不明な点が残されている。

そして二〇一三年四月から五月上旬にかけて、サウジアラビアの東部地区の病院で院内集団感染が起き、二五人の感染者と一四人の死者が出た。病院内での感染とされているが、WHOは地域内での人―人感染の疑いも否定できないとしている。また医療担当者二人も感染したとされる(二〇一三年五月現在)。

また同時期の五月上旬にフランスでも、アラブ首長国連邦から帰国した旅行者が発病し、入院した病院で同室の患者にウイルス感染が起きている。

WHOの情報把握は全て後手後手となっている。アラビア半島以外の国にウイルスが拡大していないとする根拠がないため、二〇一二年一一月末に、地域を問わずに重症呼吸器感染症の集団発生が見られた場合は、即刻WHOに報告するとともにウイルス検査(WHO協力機関に検体を送る)を行い、感染者の隔離と感染拡大の措置を図るように加盟国に通知している。この通知は繰り返しなされている。

この新型コロナウイルスによる重症呼吸器症候群(MERS、マーズ)の集団発生が中東以外の地域で発生していることが確認されたら、それはかつてのSARSと同じようにパンデミックの始まりを意味する。そうした意味ではこのウイルスの監視体制は強化される必要があると同時に、パンデミックの予兆があった場合を想定して感染予防対策の強化を図る必要がある。

二〇一三年度のWHO年次総会が五月下旬にジュネーブで開かれたが、閉幕の挨拶でマーガレット・チャン事務局長は次のように各国の保健大臣や代表者たちに警告している。

「最近、中東からドイツ、フランス、そして英国に広がっている致死的SARS類似のウイルスは、感染者の半数以上を死に追いやっている。このウイルスは世界全体の脅威となっている。各国には十分警戒態勢をとってほしい」

今、世界が最も警戒しているのは、七月および一〇月に行われるメッカへの小巡礼(ラマダン)および大巡礼で、二〇〇万人を超える巡礼者たちが世界中からサウジアラビア国内に入ることである。ウイルス感染者が激増し、感染者による母国へのウイルス伝搬が起きて、パンデミック発生の可能性がある。

六月一九日にWHOと世界の専門家がサウジアラビアでの調査結果を『ニューイングランド・ジャーナル・オブ・メディスン(New England Journal of Medicine)』に発表したが、そこではMERSが医療機関内で容易に人―人感染を起こしている事実が明らかにされている。

さらに六月中旬にはサウジアラビア当局が、今年の巡礼を延期するよう国内外の巡礼予定者に呼びかけているという情報が出ている。

六月二〇日段階で、WHOが把握している感染者数は六四人、死者数は三八人であるが、その多くを占めるサウジアラビア国内での感染者は日ごとに増加しつつある。

4　今世紀初のパンデミック——豚インフル顛末記

軽微だったパンデミック

二〇〇九年四月末、インフルのパンデミックが発生した可能性をＷＨＯから知らされた。発生源はメキシコとされ、それは瞬く間に米国南部からカナダ、さらには英国へと拡大していった。そして六月一一日にＷＨＯは正式にパンデミック宣言を行った。ウイルスはＡ型豚インフルウイルス（Ａ／Ｈ１Ｎ１）が人に感染するように変異したものであった。このインフルはわが国において「新型インフル」と呼ばれた。初めて出現したウイルス株で、誰もが免疫を持っていないと考えられた。

しかし結果的に、このインフルは世界史上最も軽いパンデミックインフルであった。死者数はＷＨＯ統計上では二万人弱と、これまでのパンデミックの中でも最少で、通常の季節性インフルによる死者数以下であった。その結果の軽微さからＷＨＯのパンデミック宣言に関してヨーロッパでは批判すら起きた。

二〇〇九年にパンデミックを起こしたこのウイルスは、それまでパンデミックが最も懸念されていた鳥インフル由来のＨ５Ｎ１ウイルスではなく、豚インフルウイルスであり、前述のようにその遺伝子中には人インフルウイルスの他、鳥インフル及び豚本来のインフルウイルスの遺伝子が組み合わされていた。そのため新型ウイルスに対しては成人、特に高齢者ではある程度の免疫を持っている割合が高く、感染率が低かったのである。

国内での死者数は二〇〇人を少し超えた程度でおさまり、当初の予想をはるかに下回ったので安堵感が漂った。

新型のインフルということで、パニック的騒動は国内で見られたが、次第に状況が落ち着き、年が明けてからは、発生者は非常に少なく、例年に比較して非常に落ち着いたインフルシーズンとなっていた。しかし、このWHOのパンデミック宣言について、ヨーロッパで早くから多くの批判が起きていたことは、日本国内ではそれほど知られていない。以下そのあたりの状況に関して若干説明を加える。

なぜフェーズ6宣言がされたのか

豚インフルがメキシコから米国南部にかけて発生したことが判明して二週間も経っていない二〇〇九年四月二八日、WHOはパンデミック危険度をフェーズ4に引き上げ、ウイルスが世界に広がりつつあることを示唆した。しかし、この時点で北米からヨーロッパへ、さらにはニュージーランドへもウイルスが拡大している事実から、多くの専門家はすでにこの豚インフルはパンデミックとなっているとコメントしていた。結果的にWHOがパンデミック宣言(フェーズ6)をしたのは六月一二日で、すでに多くの国で感染を広げていた。

WHOのパンデミック宣言が遅れた最大の理由は、パンデミックの定義であった。ウイルスの地理的拡大の程度が基本にあったが、病原性の程度も重要であった。当初、WHOのウェブサイトには、パンデミックでは多くの死者と重症者が発生すると記載されていた。すなわち鼻水程度のインフルが世界中に拡大してもパンデミックの定義からは外れると思われていた。

実際に拡大していた豚インフルH1N1は軽症であり、死者数も予想以上に少なく、WHO事務局長マーガレット・チャン氏の表現でも、病原性は季節性インフル並みか、それ以下であるから過剰な対策は必要ないとのことであった。しかし六月一二日、パンデミック宣言が当の事務局長からなされたのである。

その前日、WHOの緊急専門家委員会がテレビ会議で開催された。テーマは重大であった。「WHOはフェーズ6を宣言すべきか?」。すなわち「豚インフルはパンデミックとなっているのか?」。

世界各地から会議に参加した一五人の専門家たちは、数時間に及ぶ議論を続けた。会議後、チャン事務局長は記者会見で「ウイルスは予知性が難しく、また拡大し続けている」と語った。そして公的に四一年ぶりにパンデミックが発生したと宣言した。確かにWHOの国際保健規則に従うと、フェーズ6(パンデミック)は新ウイルスが世界の数か所で拡大し続けて、制御できない状態とされている。規則では、病原性の程度については特に触れていなかった。

しかし、実際には疫学専門家の大多数は、パンデミックという用語を病原性の高いウイルスと結びつけて考えていた。前述のようにWHOのウェブサイトでも、「パンデミックとは?」という質問に、「莫大な数の死者と感染者が発生」との意味の回答を掲載していたが、それは二〇〇九年五月四日までだった。ＣＮＮのレポーターが、この説明と実際の豚インフルの臨床症状に大きな違いがあることを指摘すると、ＷＨＯはウェブサイトからこの記述を突然削除してしまったのだ。

豚インフルに対するＷＨＯのパンデミック宣言には確かに謎が多かった。二〇〇九年五月中旬、パンデミック宣言の三週前に製薬企業の代表三〇人が、チャンＷＨＯ事務局長とパン・ギムン国連事務総長に会っている。会談の公的目的は、途上国へのワクチン提供の確保ということになっていたが、この時点で製薬企業は一つの問題にしか興味を持っていなかったようだ。ＷＨＯのフェーズ６宣言、すなわちパンデミック宣言である。

この宣言により、人口に見合う大量のワクチンを世界中に供給する決定がなされることになる。もっと直接的表現をすると、ＷＨＯのパンデミック宣言により、ワクチンや抗インフル薬を扱う製薬企業には膨大な金が転がり込むのであった。

その後明らかにされたのは、ＷＨＯの顧問専門家の多くが共同研究や講演依頼など製薬企業と何らかの関係を持っていたことである。こうした専門家たちの立場をＷＨＯは知っていながら、その事実を公表していなかった。

結果的にヨーロッパ各国では予想したほどインフルは流行せず、そのせいもあって購入ワクチンの大部分が破棄される結果になった。また備蓄していた抗インフル薬の消費量も少なかった。

こうした事情から、二〇一〇年一月には欧州評議会で「ＷＨＯ偽りのパンデミック宣言」と題して公聴会が開かれた。さらにその後、有名な英国医師会雑誌（ＢＭＪ）でのＷＨＯに対する批判記事、ドイツのオピニオン雑誌『シュピーゲル』による批判記事などが相次いだ。

ＷＨＯのチャン事務局長は、あまりにもＷＨＯに対する批判が強かったため、対応を検証する外部調査委員会を立ち上げ、世界の専門家に調査を依頼した。調査委員会の結論は二〇一一年春に出されたが、要約すると以下の通りとなる。ＷＨＯに対する批判的意見が多く見られた。

・パンデミックの定義――ウイルスの広がりからの定義ではなく、病原性の深刻度を加味すべき。
・ＷＨＯの顧問委員会構成メンバーの名前が秘密とされてきたが、多くの委員が企業と利益相反の立場にあり、中には製薬企業との共同研究を行っていた専門家もいた。そうした専門家がワクチンやタミフルの備蓄を勧めるパンデミック・ガイドラインを作成していたが、ＷＨＯはそれら委員たちの利益相反の立場を公表していなかった。
・ウェブ上で記載されていたパンデミック定義が、パンデミック宣言前に説明なく、突然宣言に都合の良い内容に書き換えられた（当初は病原性の重症度が定義の中心となっていたが、書き換えられた定義は、ウイルスの拡大程度が中心となり、病原性程度は省かれた）。
・ＷＨＯから提供される正確な情報量が少なかった。

一方、ＷＨＯがパンデミック宣言をして各国が大量のワクチンを購入する結果になったが、その大半は使用されなかった。このことに対して、委員会はＷＨＯの非とは判断しなかった。

二〇〇九年のパンデミックインフルを巡るＷＨＯの対応に関して、海外では多くの批判がなされた。筆者は『シュピーゲル』の記事を翻訳して雑誌『世界』（二〇一〇年五月号）に寄稿している。

5　パンデミックの過去・現在・未来

紀元前から、毎世紀二回以上のインフルが世界中に流行してきたと考えられている。一九世紀のロンドンでは、流行により毎日千人が死亡したと記録される。

インフルは他の疫病と同じく、当時生きていた人々にとって避けられない災いとして受け止められていた。それは人類の運命として諦めざるを得ないことだったのである。インフルではないが、ペストが中世ヨーロッパの人口を半減させたという事実もある。ペストはネズミを介して伝染するため、衛生管理を強化することで予防できた。一方、インフルは感染者の咳、クシャミなどから周辺の人々に感染して広まってゆく。そうした感染様式を当時誰も知らなかったため、季節風のごとくどこからか流行がやってくると考えられていた。

近年記録されている代表的パンデミックインフルは、以下の通りである。

スペイン風邪

一九一八年に発生した、有史上最大と推定されるパンデミックインフルである。

世界で数千万人から一億人以上が死亡したが、インドや中国等で死亡した正確な数値は把握出来なかったので、数億人が死亡した可能性を指摘する人もいる。当時の世界の人口は二〇億人足らずだったから、いかに被害が大きかったか分かる。

日本での流行は、大正七年（一九一八）の秋から大正九年（一九二〇）の春過ぎまで続いた。国内では、結果的に三九万人が死亡したが、半数近くは発生数か月以内の死者である。当時の日本の人口は五〇〇〇万人前後に過ぎなかったから、現在の人口での一〇〇万人前後の死者数に相当する。

このスペイン風邪のウイルスは、鳥インフルウイルスが若干変異したものとされる。一九一八年に米国カンザス州の米軍基地で流行が始まったとされるが、当時起きていた第一次世界大戦（一九一四〜一九一八）においてのドイツ軍兵士の間での流行が相当なもので死者数も多く、大戦終結の要因ともなったとされる。世界での平均致死率は、二％であった。

その後のパンデミックインフル

スペイン風邪の後、世界でのインフルは、それほど被害を出すものは発生していない。一九五七年のアジアインフル（H２N２型）、六八年の香港インフル（H３N２型）、七七年のソ連型インフル（H１N１型）、そして二〇〇九年の前述の豚インフル（H１N１型）である。

この中で最も世界での死者数が多かったのはアジアインフルで約五〇〇〇万人が死亡、最も少なかったのは豚インフルで二万人弱とされる。もっとも豚インフルについては、正式に検査が行われた症例だけをWHOがまとめたものであり、実際には二五万人前後が死亡しているという報告が米国から最近出されている。しかしそれにしても通常の季節性インフル並みであり、他のパンデミックインフルに比較すると数は非常に少なかった。

6 試験管内製造新型ウイルスの脅威

近年、ウイルス遺伝子解析が容易に行われるようになってきたが、同時に遺伝子の組み合わせを変えて、ウイルスの特性の変化を検討し、現在のウイルスの将来的危険性を予知する研究が盛んになっている。

インフルウイルスに関してもっとも早くに行われた実験は、スペインインフルのウイルス遺伝子を、アラスカの凍土に埋葬されていた遺体の肺から分離し、その遺伝子構造を分析して再現することだった。それにより多くのことが分かったが、同時に実験は、その遺伝子の一部を他の人のインフルウイルスの遺伝子と組み換えて、ウイルスの特性の変化を分析する方向にも向かった。

現在は、Ｈ５Ｎ１ウイルスの遺伝子の一部を他のインフルウイルスの遺伝子と置き換えて、どのような遺伝子構造になるとＨ５Ｎ１ウイルスが人に容易に感染するようになるかを検討する実験が多く行われだしている。

そうした中、そのような実験の危険性が多くの専門家から指摘されはじめている。以下に、いくつかの研究について、内容と論争の焦点について述べる。

オランダと米国の研究チームによるＨ５Ｎ１ウイルス変異実験

二〇一一年秋にオランダの研究チームが、人に感染すると推定されるＨ５Ｎ１インフルウイルスを人為的に作製した。また東京大学の研究者をリーダーとする米国の研究チームも、遺伝子を他のインフルウイルスの遺伝子と組み換えて、人に感染すると推定されるＨ５Ｎ１ウイルスを作製した。

このようにして研究のために作製されるウイルスが生物兵器化される懸念があることから、こうした研究はDual-use（デュアルユース）研究（軍事民生共有研究）と呼ばれる。その後、これらの実験の正当性とその論文の公表を巡って、世界のウイルス研究者、公衆衛生専門家、ＷＨＯ、ジャーナリストの間で熱い論議が始まった。

生物兵器は一歩間違えば人類全滅の可能性もあり得るし、その使用が当事者にしか分からないため、大変危険な兵器となり得る。特にインフルウイルスは感染力が強く、一〜二か月で全世界に広まる可能性を秘めている。作製したそのウイルスが非常に強い致死力を持っているならば、核兵器以上の危険きわまりない殺人兵器となり得る。

オランダの研究チームがＨ５Ｎ１型ウイルスの人為的作製に成功したと世界のマスメディアや専門家の間で多くの議論がなされている中、二〇一一年一二月一九日にＷＨＯは突然、ウェブサイトで異例の通告を行った。

変異インフルウイルスによる人の感染が起きた場合、即、ＷＨＯに報告する義務があるとの再確認を各国に通告したのであった。明らかに人為的作製ウイルスが外部に漏れ出た場合の警告である。以下はその通達文書の概要である（筆者要約）。

WHOは変異型人インフルウイルスの世界的監視が重要であることを通告する。

最近豚インフルウイルス由来の変異ウイルスの人感染例、および小集団内感染が数例報告されている。さらにH5N1鳥インフルに関しても感染した鳥との接触により、または感染鳥が存在する環境内で感染する例も報告されている。

これまではこうした変異ウイルスの動物から人への感染は散発的で、限定されたものであり、地域社会内へ拡大した事実はない。

このような変異ウイルスによる少数の感染、および小集団内における感染は予想範囲内であり、決して異常な状況とは考えられない。

しかしながらインフルウイルスの変異は予知出来ないものであり、それらウイルスが二〇〇九年のパンデミックH1N1ウイルスのように、人の間で容易に感染するように変異する可能性がある。そのような理由でこれらのウイルスの人感染状況を監視し、同時にウイルスの性状を分析することが非常に重要となってくる。

WHOは再度通告するが、加盟各国には以下の義務が課せられている。

通常の季節性インフル以外のインフルの発生は、国際保健規則に従ってWHOに迅速に報告する義務があること、そしてウイルスが人に感染しやすくなり、人の間で感染を広げている可能性について迅速なる疫学的調査を行って確認して報告すること。

WHOは変異ウイルスに関する情報を各国の公衆衛生当局と共有する義務がある。

WHOはさらに次のことを強く勧奨する：検査で分類不可能なA型インフルウイルスは迅速に上位の専門研究

機関、または世界に六か所あるWHO協力研究機関の一つに送るべきである。

さらにWHOは、前述したオランダと米国の研究チームが人の間で容易に感染しうるH5N1鳥インフルウイルスを作製したことについて、科学的情報が悪用される危険性を同年一二月三〇日に警告している。

その論評では、研究情報から生物兵器が製造されたり、作製されたウイルスが事故から外界に漏れ出たりする危険性を、強い表現で警告している。

WHOのインフル担当責任者であるケイジ・フクダ氏はAP通信の取材に対して、「これは自由に交換しうる類の情報ではない」とコメントしている。同時に「WHOは信頼出来る研究者たちが致死的パンデミックを抑えるために、より詳細な情報を入手出来るようにすることも重要であることは認めている」とも付け加えている。

人為的H5N1ウイルス作製に関する論議はさらに専門家の間で白熱化していったが、オランダと米国の研究論文は、二〇一二年五月上旬と六月末にそれぞれ科学雑誌の『サイエンス(Science)』と『ネーチャー(Nature)』に発表された。内容は、多少修正されていた。

中国チームによるH5N1ウイルス変異実験

二〇一三年五月二日、世界的科学雑誌である『サイエンス(Science)』に、人には容易に感染しないH5N1鳥インフルウイルスと、先に流行した豚インフルウイルス(H1N1)の遺伝子を組み換え、モルモットで容易に感染しやすいＨ５Ｎ１ウイルスの作製に成功したという中国研究チームによる論文が掲載された。それは先に述べた二つの研究が、フェレット(イタチ科の小動物)を用いているところ、このチームではモルモットを使用したということで、比較的容易に雑誌に掲載された可能性が高い。おそらく、修正されたとはいえ先の論文がすでに雑誌に掲載されたので、頃合いを見計らって投稿した可能性が高い。モルモットという哺乳動物で容易に感染するウイルスが作製されたということは、そのウイルスが哺乳動物である人にも容易に感染する可能性が高いということである。

研究を行ったのは中国農業アカデミーおよび甘粛省農業大学の研究チームであるが、人に容易に感染しやすいＨ５Ｎ１ウイルスが、実験で示されたように単純なウイルス変異で自然界でも容易に誕生する可能性があると結論づけている。

この論文に関して欧米の報道機関は世界的研究者のコメントを求めて、その問題点を探った。各専門家のコメントを以下に記す。

「これらのウイルスは哺乳動物に感染する〝哺乳動物のインフルウイルス〟になったのである。自然界には存在してなかったウイルスで、それが今、冷凍庫に眠っている」とパスツール研究所(フランス)のウイルス学教授サイモン・ワインホブソン氏はＡＦＰ(フランス通信社)にコメントしている。そして、同教授は六年前に実験室から漏れ出た口蹄疫ウイルスが英国で流行した事実を引用した。

英国王室科学アカデミーの先の長官であるロバート・メイ氏は、病原体が研究室内から漏れ出た記録がいくつかあることをあげ、社会的に緊急性のない危険な研究は行われるべきではないと警告している。

しかし、こうした実験が必要であることを認める専門家も多い。

オックスフォード大学ベトナム臨床研究センターのジェレミー・フェラー所長は『ネーチャー・ニュース(Nature News)』に「この新研究はH５N１ウイルスが非常に現実的な脅威を持ち続けていることを示している」と語っているが、次のような警告的コメントも付け加えている。

「インフルを理解するために、このような研究は非常に重要であるが、研究は世界中どこで行われようと、高度に規制されたもっともセキュリティが高い施設で行われなければならない。そしてその研究施設は国際基準に合致していることが認証されている必要がある」

今後、人為的に作製されたウイルスが試験管外、施設外に漏れ出てくる可能性が否定できるのか否かは、筆者には判断できない。

7　パンデミック対策

かつてＷＨＯはパンデミック対策の主眼をＨ５Ｎ１鳥インフルのパンデミックにおいてきたが、二〇〇九年に豚インフルによるパンデミックが発生した。しかしその豚インフルが二〇一〇年八月に終息すると、ＷＨＯのパンデミックインフル対策姿勢が急速に萎えた感がある。

もちろん、プレパンデミックワクチン（五六頁参照）や抗インフル薬の備蓄など、基本的な対策は言われ続けているが、〇九年のパンデミック発生後はＨ５Ｎ１鳥インフルに関しての啓発は皆無に近くなっている。

〇九年の軽症パンデミック発生で、内部における相当な混乱と対策に対する外部からの批判が相次ぎ、現在ＷＨＯ情報の信頼性は十分とは言えない状況である。それは報道機関も同じで、Ｈ５Ｎ１感染者数や死者数は以前よりも増えているにもかかわらず、現地取材して情報を世界に流す通信社は少なくなっている。

このような状況を心配してパンデミック対策を強化しなければ、次に真の危険なパンデミックインフル（特にＨ５Ｎ１ウイルスによるもの）が起きた時は、ＷＨＯや世界の政府は対応が出来ないだろうとするコメントが、二〇〇九年のＷＨＯのパンデミック対策を検証した専門家委員会や、各国の専門家から出されている。

国際保健規則

国際的に感染症を監視し、新型ウイルスによる世界的流行を未然に防ぐために、ＷＨＯは加盟国に迅速な報告義務を課している。それは国際保健規則に定められている。ＩＨＲ（International health regulations）と呼ばれ、世界保健機関（ＷＨＯ）憲章第二一条に基づく国際規則である。

その目的は、国際交通に与える影響を最小限に抑えつつ、疾病の国際的伝播を最大限防止することである。

以前は黄熱、コレラ、ペストの三疾患を対象としていた規則だが、二〇〇五年に改正され「原因を問わず、国際的に公衆衛生上の脅威となりうる、あらゆる健康被害事象（ＰＨＥＩＣ：Public Health Emergency of International Concern）」に拡大された。自然に発生した感染症だけでなく、テロや不慮の事故で漏出した化学物質・放射性物質による疾病の集団発生なども対象となる。

加盟国はＰＨＥＩＣを検知した場合、二四時間以内にＷＨＯへ通告しなければならない。加盟国から連絡を受けたＷＨＯは迅速に他加盟国に情報を提供するとともに、専門家をＰＨＥＩＣ発生国に派遣して調査を行い、世界的対策を講じる。

またＷＨＯは疫学的情報を絶えず収集し、世界各地での感染性疾患の発生や大規模流行を監視しており、その情報はウェブ上で報告されている（疾病流行情報…Disease Outbreak News：http://www.who.int/csr/don/en/index.html）。このような情報収集および専門家チームの現地への派遣は、加盟国、主として先進国の専門機関との連携で行われている。

国家的対策

二〇〇九年の新型豚インフル終息後に、パンデミックに対する関心を失った日本社会であるが、国としては、少しずつ対策を検討する専門家会議や法整備がなされつつある。しかしその情報はマスメディアによって大きく取り上げられることもなく、社会全体でのパンデミックに対する対策は、以来お預けに近い状況となっていた。そうした中、二〇一二年夏に新型インフル対策特別措置法が成立した。

以下に、特措法の内容を簡単に説明するとともに筆者の考える問題点を指摘する。

新型インフル対策特措法

強毒性の新型インフル流行に備えた特別措置法案が二〇一二年三月九日閣議決定され、その後国会で成立した。概略は以下の通りである。

- 法案では、強毒性の新型インフルの全国的な流行が、「国民生活・経済に重大な影響を及ぼすおそれがある」と明記された。
- 流行時には首相を本部長とする政府対策本部が、緊急事態を宣言し、流行の深刻化が予想される場合には、同本部が予防接種の「対象者と期間」を定める規定も盛り込んだ。政府は最悪の場合、原則として全国民を対象とした予防接種実施を想定している。
- 最悪の場合の死者数は六四万人としている。

- 都道府県知事の権限も強化する。具体的には、住民への外出自粛や学校の休校、集会の制限を要請できることや、医薬品や医療機器を取り扱う企業などが物資の売り渡しを拒否した場合、強制収用を可能にした。
- 新型インフルの発生時に政府は医師に診察を命じることが出来る。

以下、筆者が気になるポイントをリストアップする。

- 誰がどの医師に診察を命じるのか?
- 集会の制限の医科学的根拠は、資料としてどの程度提示できるのか?
- 世界で新型インフルが発生した際、誰がその発生を迅速に確認するのか?全てをＷＨＯ任せにするのではないとは思うが。
- 国民へのワクチン接種は、季節性インフルワクチンでも効果が疑問視されている現状で、新型インフルワクチン接種を国民全員へ強制することは疑問である。インフルに対するワクチン効果について、詳細に分かりやすく説明する必要がある。
- そもそも発生新型インフルが全ての年齢層で全く免疫がないことが想定され得るのかどうか?Ｈ５Ｎ１鳥インフルは高齢者にはほとんど感染していない。すなわち過去に発生したインフルの抗原をＨ５Ｎ１ウイルスは一部共有しているとされる。スペイン風邪でも同様のことが言われている。
- インフルワクチンはこの数年以内に、全てのインフルウイルスに効果を示す万能型ワクチンが海外企業で開発される可能性が高い。もし万能型ワクチンが開発されたら、新型インフルに対しても有効となる。早ければ三年以内に実用化が可能な企業も出ているようだ。

・危険性の高い新型インフルが流行しだした場合、早期に国民が抗インフル薬を服用出来る態勢が必要である。H５N１ウイルスに関して言えば、現在使用中の薬剤は、発症四八時間以内なら奏功する。先のパンデミック時における英国のオンラインサービスでのインフル薬配布態勢は、ある意味で参考にされるべきである。

・どんなに病原性が高くてもインフルウイルスの感染は飛沫物で広がる。感染者周辺二メートル以内に近づかなければウイルス感染は理論的に防止出来る。集会の方法を考えることで、必ずしも全ての集会禁止の必要はない。

国家的対策として急がれるポイントは以下の通りである。

最も重要なのは情報の迅速な収集であり、同時に情報の国内における共有である。国の関連部署では情報収集をどのように行っていて、その責任者は誰なのかを明記する必要がある。

国からH５N１鳥インフルに関する情報が、日々迅速に発信されてきたことはない。それは二〇〇九年に流行した新型インフルの際もそうであった。新型インフル対策室から情報が何度も出されたことはなく、多くの情報は報道機関が筆者も含めた専門家に取材した内容であった。さらに海外駐在医官から筆者にメールでの問い合わせが多くあった。彼らから、国からの情報が全くないという不満も伝えられた。

パンデミックインフルに関する情報収集と、その国内への発信責任部署を明確にし、その情報内容はWHOや米国CDCと共有された水準であることが必要である。

指定感染症

厚生労働省は、二〇一三年五月六日、法律に基づいて検疫や医療の態勢を整える必要があるとして、H7N9型の鳥インフルを検疫法の「検疫感染症」と感染症法の「指定感染症」とする政令を施行した。

これは既知の感染症の中で（H7N9も鳥インフルとして既知の感染症と一括りされている）、一〜三類に含まれない感染症において、一〜三類に準じた対応の必要が生じた感染症とされる。

一〜三類に含まれる感染症は、国際的にも危険な感染症で、一類感染症にはエボラ出血熱、ペスト、痘そうなど、二類感染症にはSARS、H5N1鳥インフルなど、そして三類感染症にはコレラ、赤痢、腸管出血性大腸菌感染症などが含まれている。行政的対応は都道府県知事により執行され、検査、入院、就業制限などは強制力が伴い、また医療費の公費負担なども適用される。検疫感染症に指定されると検疫所での検査や診察に強制力が生じる。

地方行政における対策

地方行政における危機管理業務を強化する必要がある。

地震を含む災害対策一般もこれまで脆弱であったが、新型インフルに関しては完全に中央からの指示待ちとなっている。都道府県の危機管理担当部署における各種専門家の配属が必要であるが、新型インフル対策に関しては、優秀な医療関係者が必要であろう。単に国からの指示待ちではなく、ＷＨＯや米国ＣＤＣからの情報、および各国政府機関の発する情報をも絶えず収集する必要がある。時には直接メールや電話で問い合わせることの出来る資質が要求される。

そして得られた情報は国の関連機関とも共有するとともに、必要があれば対策などに関して論議する必要もある。

医療機関における対策

医療機関が単独で情報を収集することは難しい。国や保健所を含む地域の担当機関からの情報に頼らざるをえないが、そのためにも日頃から十分情報が出ているかを確認しておく必要がある。

最近はある程度の規模の医療機関には〝感染制御部門〟が作られていて、感染症専門医または感染対策看護師が専任として業務に携わっている。通常のノロウイルス感染症や季節性インフル等の院内流行に際しては十分な役割を担っている。しかしながらパンデミックインフルまたは新型インフル発生に対しては、いまだ十分な体制とはなっていない。

行政や国などの専門機関との情報共有と院内における職員に対する啓発業務の強化も必要と考えられる。

また、パンデミックインフルが流行した際、病院機能をどこまで維持できるか、維持すべきか等の計画も重要である。これは企業のＢＣＰ（事業継続計画）に相当する。

医療機関における対策の具体案

- 国内外における新型インフル発生情報の早期把握。
- 地域における発生について地区保健所と情報共有。
- 地域で発生の可能性がある場合、院内での対策委員会の立ち上げ。
- 発生する可能性がある新型インフルの症状と、その病原性について把握。
- ワクチンが入手出来る場合は、可能な限り職員への接種を行う。
- 院内で発生した場合を想定して、必要抗インフル薬の量を確保。
- 地域内で発生した場合は、症状のある患者は時間と診察場所を指定して診察。来院する場合は、あらかじめ電話で予約とする。

実際に院内で発生した場合

- 迅速な発症疑い者の隔離。
- 地方衛生研究所を介したウイルス株の迅速なる分析。
- 患者介護者の予防対策(マスクと予防衣の着用、十分な手洗い)。
- 患者への感染経路の分析。

　院内に感染者はいなかったか

訪問者に発病者はいなかったか

その後の発生者の有無

・感染が疑われる患者や職員への抗インフル薬の予防投与。患者の発病前五日以内に接触した人々への迅速なる抗インフル薬の予防投与。ワクチン接種者の場合は経過を見ることも可能

・病院内で新型インフル患者が発生したことを地域社会に公表。

・患者数が増える場合は、外来の縮小、場合によっては急患以外の診療は中止とする。

こうした対応は作成されているＢＣＰに従ったものである。香港は二〇一〇年に季節性インフル（Ｈ３Ｎ２型）で公的医療機関に患者が殺到した際、緊急手術以外の手術の延期、入院患者の他医療機関への転送、外来の縮小などが行われた。国内の医療機関でのＢＣＰ作成率はどの程度か、筆者は気になっているが情報は少ない。

家庭・個人における対策

基本的考え方

最初にインフルウイルスの感染特性を理解しなければならない。

・感染者はウイルス感染後、発病一〜二日前から咳、クシャミ、鼻水を介して、ウイルスを周辺に飛散する。潜伏期間は五〜七日であるので、感染三〜五日後には感染者周辺でウイルス感染

する危険性が高まる。

- 咳、クシャミを介してウイルスを含んだ飛沫物は一・五メートル近く感染者から前方に拡散される。飛沫物の大多数は下方に落下する。周辺にいる人々がウイルスを含んだ飛沫物を気道に吸い込んで感染する様式は飛沫感染といわれるが、インフル感染の大多数はこの飛沫感染によるといわれる。

　さらに飛沫物に含まれる若干の小粒子、または飛散過程で小飛沫物質から水分が失われた飛沫核がしばらく空中を浮遊するが、その量はそれほど多くはない。これにより感染する様式を空気感染と表現されるが、実際には極めて希（まれ）とされる。

- 感染者がいた周辺にはウイルスを含んだ飛沫物が存在している可能性がある。ドアノブ、机の表面、エレベーターや階段の手すりなど。こうした場所から手を介して感染する様式は接触感染といわれる。
- 飛沫物中のウイルスは室温で数時間、さらに気温が下がると一日以上生きている。

　ウイルスはアルコール消毒で死滅するので、飛沫物が付着したと推定される箇所はアルコール含有消毒液などで消毒する必要があり、また手指に付着したと推定される場合も、何度もアルコール含有手指消毒剤で消毒するか、流水で十分手洗いを行い、付着した飛沫物を洗い流すことが重要である。

感染者の隔離

感染者が自宅、または隔離病棟等で治癒するまで療養を続け、一般人の中に現れないことが、感染拡大を防止する最大の策である。しかし先にも述べたように、発病二日程前には咳やクシャミを介してウイルスを飛散するから、本人が感染に気づかないうちに周辺に感染者を増やすことになる。

パンデミックが始まったら、出来るだけ人混みを避け、また会議などでも座席の間を離すなどの工夫が必要である。咳やクシャミは必ずハンカチやティッシュで抑えることが重要である。

手洗い

先にも述べたようにインフル流行期に外出した際、何度も手洗いをすることは接触感染を予防するために意義がある。

手洗いは二〇秒以上かけて流水で行う。石けんを使う必要はないが、使う場合、表面が汚染されやすい固形石けんは避けて液状石けんを用いる。また、手洗いが出来ない場合、アルコール含有手指消毒剤で手指の消毒を行うことも有効である。

うがいとマスクの一般人の感染症予防効果に関しては、医学的には評価されることはない。それらは日本における衛生習慣であり、医学的見地からは国際的に予防法としての対象とはなっていないからである。

医療関係者がインフル患者と相対する場合はマスク着用が勧められるが、その場合、外科用マスクでよいか、それとももっときめ細かい素材で出来ているN95マスクの方がよいか、意見は分かれている。

医療関係者周辺で多くのウイルスが飛び交っている状況と、そうでない状況では感染率は大きく異なる。インフル患者と相対する場合は外科用マスクで良いと思われるが、インフル患者を多数収容した隔離病棟、さらには患者の呼吸器官からの吸引物を処理する場合にはN95マスクが勧められる。

ワクチン

インフルや他のウイルスによるパンデミック対策として、「ワクチンは究極の保険証書である」と、米国の指導的公衆衛生学専門家で、米国危機管理担当者でもあるミネソタ大学の感染症研究と政策センター（CIDRAP）長官のマイケル・オステルホルム教授が表現している（二〇一三年五月）。

季節性インフルワクチンに関して、米国でも日本でもその効果については疑問視する人々もいるが、効果的ワクチン作製方法が色々と検討されてきており、新型インフル対策にとってワクチンのもつ意義は大きいと考えられる。

プレパンデミックワクチンとパンデミックワクチン

パンデミックを起こす可能性の高いウイルスに対して前もってワクチンを作製し備蓄する方法がある。パンデミック発生前に作製されることから、プレパンデミックワクチンと呼ばれる。

Ｈ５Ｎ１ウイルスの場合、各地で検出されているウイルス株は少しずつ抗原性が異なるが、それでも作製されたワクチンは各株に対して有効とされる。交差免疫といわれるが、主たる抗原性が同じであることから、多少の変異があっても感染予防効果は十分あると考えられている。

これまでインドネシアやベトナムで分離されたＨ５Ｎ１ウイルスに対するワクチンが大手ワクチンメーカーにより大量製造され、各国で備蓄されている。

日本でも数年前から二、三千万人分備蓄されているが、多くは使用期限切れとなっていて、絶えず補充する必要があるが詳細は不明である。

一方、パンデミックワクチンとは、パンデミックが発生してから作製するワクチンを称するが、プレパンデミックワクチン以上に信頼性は高い。

しかし製造に要する期間の問題があり、ただちに人口分のワクチン量が製造可能とはならない。従来の鶏の有精卵でウイルスを培養する方法だと人口分のワクチン製造には一年以上かかるが、現在は細胞培養方式により数か月で製造が可能となっている。さらに遺伝子組み換え技術により大腸菌や昆虫細胞に、ワクチン源となるウイルスのヘマグルチニン（ＨＡ）抗原を産生させる技術も発達しており、数週間単位で人口分のワクチン製造も可能となりつつある。

万能インフルワクチン

現在、A型インフルウイルス全てに効果を示す万能ワクチンが世界の数社で開発中であるが、早ければ数年以内に実用化される。この万能ワクチンは新型インフルにも効果を発揮するから、正しく夢のワクチンと言えよう。

原理はA型ウイルスの全てに共通する抗原を標的にするのであるが、特に二〇〇九年二月にオランダのクリューセル社とハーバード大学の研究チームによって相次いで発表された、ウイルスのヘマグルチニン（ＨＡ）の幹部分を抗原としたワクチンは注目される。なおこの幹部分は〝インフルウイルスのアキレス腱〟と呼ばれていて、抗原性が全A型インフルウイルスに共通している（**五八頁図**）。このアキレス腱部分をワクチン源として用いる企業が多い。

このアキレス腱となっているＨＡの幹部分は通常免疫細胞に認識されないため、抗体が産生されにくい。ＨＡをカットして分離し、幹部分を抗原化したり、ＨＡ遺伝子をＤＮＡワクチンとして使用したりすることで、幹部分に対する抗体が生体内で産生される。

最も早くに実現されそうな万能ワクチンは、米国のイノビオ・ファーマチョイチカルス社（Inovio Pharmaceuticals）が開発中のもので二〇一三年までに臨床使用段階に入ると、二〇一二年一月に発表している。

このワクチンは、子どもの頃に一回接種を受け、その後追加免疫（ブースター）として再度接種することで、通常のインフルを含めて鳥インフル、新たなA型インフル全てが予防可能となる。麻疹ワクチンのように接種すると一生有効な免疫ができあがる。ワクチンはA型インフルウイル

インフルウイルスのアキレス腱

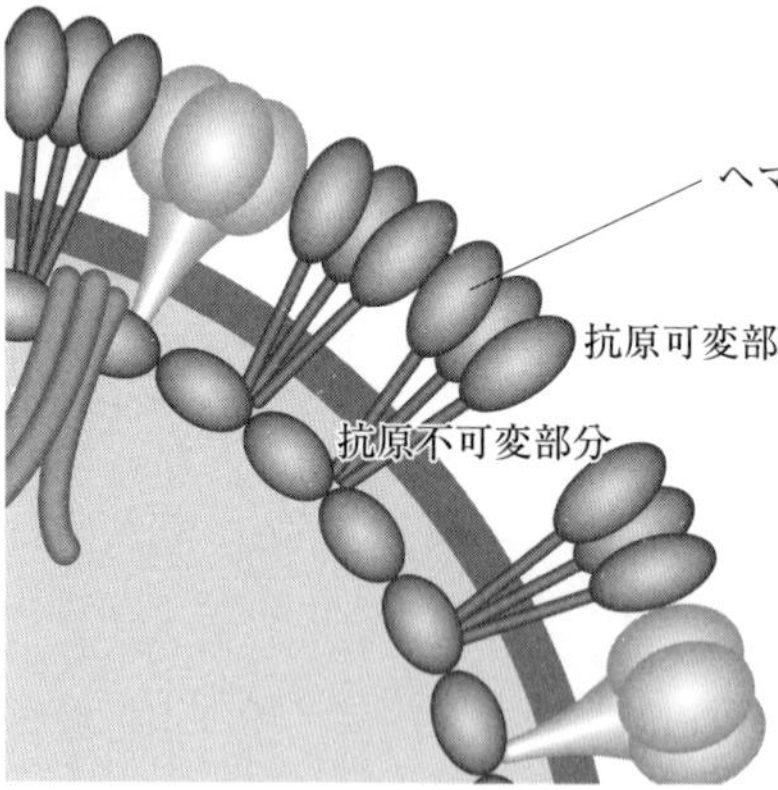

ウイルス表面のヘマグルチニンは抗原性が頻繁に変わるが(抗原可変部分)，その幹部分はA型インフル全てで抗原性が同じで，また変化することもない(抗原不可変部分)．この部分に対するワクチンを製造するとA型インフル全てに効果を持つ万能型ワクチンとなる．このヘマグルチニンの幹部分は“インフルウイルスのアキレス腱”と呼ばれ，2009年2月にオランダのクリューセル社と米国ハーバード大学の研究チームから相次いで発表された．

スのほとんど変異しない抗原を用いている。

またイスラエルのビオンドバックス社(BiondVax)が開発中の万能ワクチンも臨床試験が始まっていて、二〇一四年には商品化されると、二〇一一年一〇月に発表されている。

このビオンドバックス社の万能ワクチンの特徴は以下の通りである。

• ワクチンは液性免疫と細胞性免疫の両者を誘導する(通常のワクチンは主としてガンマグロブリンからなる液性免疫を誘導するが、抗インフル効果はリンパ球を中心とした細胞性免疫の方が高いと考えられている)。

• ワクチンの抗原はB型とA型のウイルス抗原の多くを用いていることから、パンデミックインフルウイルスを含む多くのインフルウイルスに効果を示し、変異ウイルスに対しても有効と考えられる。

• ワクチンは大腸菌を用いてワクチン抗原を

増殖させるので、現在の有精卵や細胞培養を用いる方法よりも短期間で大量のワクチンを製造出来る。期間についても後者が一定量の商業ベースに乗る量の製造に、四〜六か月間要するのに対して、前者の方法では六〜八週間で済む。なお、ビオンドバックス社のワクチンは毎年接種する必要はなく、三〜五年間に一度の接種で十分とされる。

他にも万能インフルワクチン開発の情報は多く、米国の国立アレルギー感染症研究所では、二〇一〇年に五年以内に実用化することを発表しているが、日本国内でも研究が行われている。

抗インフル薬

現在、抗インフル薬としては、ノイラミニダーゼ阻害薬とRNAポリメラーゼ阻害薬の二系統が実用化されている。前者はウイルスが細胞内で増殖して、細胞外に出るのを阻害する作用を持ち、タミフル、リレンザ(吸入薬)、イナビル(吸入薬)、およびラピアクタ(注射薬)が使用できる。一方後者は、ウイルス内RNAポリメラーゼ阻害剤であり、感染細胞内でウイルスの遺伝子複製時に阻害作用を示す。現在、日本の富山化学が開発中のT—705(一般名ファビピラビル)が有望視されており、すでに販売承認申請が出されている。

イナビルとラピアクタは一回投与で五日間は有効なので、通常は一回の投与で治療が終了する。なお、インフル予防用としてはタミフルとリレンザが承認されているが、治療量の半量を一週間から一〇日間程度使用する。保険は適用されない。また対象者は高齢者や慢性疾患保有者などで、感染する可能性が高い場合などに限られている。タミフル耐性ウイルス株の出現の問題もあり、今後新薬剤の開発は、新型インフル対策にとって重要である。

通常の季節性インフルやＨ５Ｎ１ウイルス感染に対して、現在用いられている抗インフル薬は、発症二日以内に服用すると九〇％以上は治癒する。二四時間以内なら一〇〇％の治癒が期待出来る。しかし、自然経過で九九％以上が治癒する季節性インフルに対して、抗インフル薬を全例に投与すべきかどうかは医学的に十分分析されていない。

Ｈ７Ｎ９鳥インフルウイルスに対しては、基本的に抗インフル薬はウイルスの遺伝子分析から効果を持つと考えられている。

おわりに——これから必要なこと

二〇〇三年五月一〇日。『ニューヨーク・タイムズ』の論説において、米国の公衆衛生学の指導的地位にある前出のマイケル・オステルホルム教授が、次のように述べている。

「最近、急に二種類の感染症に注意が向けられている。一つは中国のH7N9鳥インフルで、重症呼吸器不全と他の健康上の問題を起こす。もう一つはコロナウイルス感染症であるが、それは二〇一二年に中東で最初に確認され　その後感染者数が増えている。これら二つの感染症に罹患した人の数はいまだ少ないが、その致死率は非常に高い。そして我々は三番目に、さらに拡大していて、しかし注目されていない慢性化した疾患に直面している。それは〝パンデミック疲労(contagion exhaustion)〟である。

尽きることなく続く感染症の危険情報……鳥インフル、人食いバクテリア、SARS、AIDS、エボラ出血熱、耐性菌の院内感染……リストはまだまだ続く。そうした中で、感染症報告を聞く人の中には、うんざりだとため息をつく人もいるはずだ。

ある人たちには公衆衛生当局が社会の気を引くために、今日の微生物感染症危機として訴えているとみえているようだ。それにより感染症研究費の助成や対策プログラムの充足を目指していると推測している。彼らは最新の微生物の出現に対する警告を〝オオカミ少年〟として無視する。しかし、この誤った解釈は致命的であるかも知れない」

二〇〇九年の豚インフルのパンデミックが比較的軽く、短期間で終了した後、一般社会ではパンデミックの脅威を忘れたように思われる。豚インフルに過剰に反応し、社会から批判を招いたマスメディアは、H7N9鳥インフルに関しても、中東で発生しだしている新型コロナウイルス感染症に関しても、一過性の情報発信はしているが、それらウイルスの危険性を知識として社会に十分浸透させるだけの効果をもっていない。さらには以前からくすぶりつづけているH5N1鳥インフルに関しては、エジプトやカンボジアで子どもたちが感染し、死亡しても記事としては取り上げない。

感染者が、または死者が数人しか発生しなかったとしても、新規に発生したウイルスの場合、一か月後には世界中に広がり、パンデミックを引き起こし、最悪の場合には国内で数十万人、世界で数千万人の死者を出すこともあり得る。

WHOを中心とした世界の公衆衛生専門家たちが、いま、H5N1およびH7N9鳥インフル、そして新型コロナウイルス感染症の動向に油断なく監視の目を向けているのは、そうしたパンデミックの発生を防止、またはいち早く察知して対策を急ぐためである。

すべては情報共有から始まる。

五月九日の『ワシントン・ポスト』は、H7N9鳥インフルに関する中国の情報の透明性を賞賛したが、中国が一〇年前に勃発したSARSに際して、世界に十分な情報を公開しなかったためウイルスが世界中に広がり、多くの犠牲者を出した事実から多くのことを学んだに違いないと伝えている。そして、流行病発生に対して最も重要なことは迅速なコミュニケーションであることを、中国は学んだとしている。

新型インフルおよび他のパンデミックを起こす可能性のある感染症。それらに対する国内での対策で一番重要なことは情報の共有である。そのためには情報を発信する国とマスメディアの責任が明確である必要があり、そしてそれを受け取る一般社会には対策に対する責任と義務も存在している。

パンデミックを起こす感染症を間違いなく防ぐ方法、または回避する方法はないと言っても過言ではない。いかに社会全体で拡大を防ぐように努力するかが重要なのである。発生したら医療機関に頼ればいいのではなく、また行政にその責任を求めればいいのでもない。

社会を構成する組織、存在している我々全てが、社会の安寧を求めて、社会に起こり得る危機について、絶えず関心を抱くことが、いま、そしてこれから重要なのである。

なお当ブックレットの内容は、二〇〇五年から本年六月まで二万編以上の主として海外報道、ＷＨＯ情報、医科学文献等を集約したものである。

外岡立人

1944年生まれ．医学博士．専門は小児科学・公衆衛生学．1969年北海道大学医学部卒業．79年から81年まで，ドイツのマックス・プランク免疫生物学研究所に所属．帰国後，市立小樽病院小児科部長を経て，2001年から08年まで小樽市保健所長．ウェブサイト「パンデミックアラート」主宰．著書に『豚インフルエンザの真実――人間とパンデミックの果てしなき戦い』(09年，幻冬舎新書)，『マスメディアが報じない新型インフルエンザの真実』(12年，中公ラクレ)など．

新型インフル パンデミックを防ぐために　　岩波ブックレット 877

2013年7月4日　第1刷発行

著　者　外岡立人（とのおかたつひと）

発行者　岡本　厚

発行所　株式会社 岩波書店
〒101-8002 東京都千代田区一ツ橋 2-5-5
電話案内 03-5210-4000　販売部 03-5210-4111
ブックレット編集部 03-5210-4069
http://www.iwanami.co.jp/hensyu/booklet/

印刷・製本　法令印刷　　装丁　副田高行　　表紙イラスト　藤原ヒロコ

© Tatsuhito Tonooka 2013
ISBN 978-4-00-270877-5　　Printed in Japan